MES RITUELS ANTI DEPRIME
10 ACTIONS BOOSTER DE BONHEUR

Une étude de l'Université McGill, publiée en 2011 dans Nature Neuroscience, montre ainsi combien la musique stimule la production de dopamine, qui entraîne une forte sensation de bien-être.

Et si aujourd'hui on commençait la journée par écouter nos musiques préférées avec plaisir dans un endroit douillet et avec un délicieux thé ou café...

Mois .... Année ....

Lundi .... Semaine ....

I0756833

AUJOURD'HUI SERA FANTASTIQUE!

MES 10 ACTIVITES PUR BONHEUR DU JOUR

☐ .... ☐ ....
☐ .... ☐ ....
☐ .... ☐ ....
☐ .... ☐ ....
☐ .... ☐ ....

"L'obscurité ne peut pas chasser l'obscurité, seule la lumière le peut. La haine ne peut pas chasser la haine, seul l'amour le peut."

Martin Luther King

MES RITUELS ANTI DEPRIME
10 ACTIONS BOOSTER DE BONHEUR

La lumière du jour, via l'hypothalamus, augmente la sérotonine.
« Elle est d'autant plus stimulante qu'on la reçoit tôt le matin »,
signale le Pr Lejoyeux, auteur de
« Les quatre saisons de la bonne humeur » aux
éditions Poche.

Mois .... Année ....

Mardi .... Semaine ....

AUJOURD'HUI SERA FANTASTIQUE!

MES 10 ACTIVITES PUR BONHEUR DU JOUR

☐ .... ☐ ....

☐ .... ☐ ....

☐ .... ☐ ....

☐ .... ☐ ....

☐ .... ☐ ....

"Un objectif bien défini est à moitié atteint."

Abraham Lincoln.

MES RITUELS ANTI DEPRIME
10 ACTIONS BOOSTER DE BONHEUR

Dès les années 1980, le Dr Henri Rubinstein, neurologue français, expliquait qu'une minute de rire était comparable à 45 minutes de relaxation. En riant, l'organisme évacue la pression du quotidien et libère des endorphines, à l'effet antidépresseur et anxiolytique.

Mois .... Année ....

Mercredi .... Semaine ....

AUJOURD'HUI SERA FANTASTIQUE!

MES 10 ACTIVITES PUR BONHEUR DU JOUR

☐ .... ☐ ....

☐ .... ☐ ....

☐ .... ☐ ....

☐ .... ☐ ....

☐ .... ☐ ....

"N'attendez pas d'être heureux pour sourire. Souriez plutôt afin d'être heureux." - Edward L. Kramer"

MES RITUELS ANTI DEPRIME
10 ACTIONS BOOSTER DE BONHEUR

Autres piliers du bonheur selon les neurosciences, adopter tout ce qui diminue votre stress, comme la méditation. « Pratiquée deux fois par semaine pendant deux mois, elle fait chuter le taux de cortisol (hormone du stress) dans le sang et stimule la production d'endorphine, de sérotonine et d'ocytocine, qui est l'hormone de la sécurité affective et de la sociabilité », explique la psychologue Jeanne Siaud-Facchin.

Mois ....   Année ....

Jeudi ....   Semaine ....

AUJOURD'HUI SERA FANTASTIQUE!

MES 10 ACTIVITES PUR BONHEUR DU JOUR

☐ ....   ☐ ....

☐ ....   ☐ ....

☐ ....   ☐ ....

☐ ....   ☐ ....

☐ ....   ☐ ....

"J'ai décidé d'être heureux parce que c'est bon pour la santé."
"Voltaire"

MES RITUELS ANTI DEPRIME
10 ACTIONS BOOSTER DE BONHEUR

Et les câlins ? « Vingt secondes suffisent pour obtenir sa dose
d'ocytocine, l'hormone de la tendresse », souligne le Dr Frédéric
Saldmann, qui suggère le câlin avant un repas pour son effet
coupe-faim. On recommande ce régime sans douleur !
Quel bonheur !

Mois .... Année ....

Vendredi .... Semaine ....

AUJOURD'HUI SERA FANTASTIQUE!

MES 10 ACTIVITES PUR BONHEUR DU JOUR

☐ .... ☐ ....

☐ .... ☐ ....

☐ .... ☐ ....

☐ .... ☐ ....

☐ .... ☐ ....

*"Je ne veux désormais que collectionner les moments de
bonheur. ~Stendhal"*

MES RITUELS ANTI DEPRIME
10 ACTIONS BOOSTER DE BONHEUR

Des études menées par l'université de Stanford montrent que les balades dans la nature peuvent non seulement nous rendre plus heureux, mais aussi diminuer notre tendance à ruminer et à brasser des pensées négatives!

Nature green power !!!

Mois .... Année ....

Samedi .... Semaine ....

AUJOURD'HUI SERA FANTASTIQUE!

MES 10 ACTIVITES PUR BONHEUR DU JOUR

☐ .... ☐ ....

☐ .... ☐ ....

☐ .... ☐ ....

☐ .... ☐ ....

☐ .... ☐ ....

" La joie est pareille à un fleuve: rien n'arrête son cours.
~
Henry Miller"

MES RITUELS ANTI DEPRIME
10 ACTIONS BOOSTER DE BONHEUR

Quelques carrés de chocolat est associé à une augmentation de la dopamine selon une étude publiée en 2013 dans le journal Obesity.

Ne pas hésiter à grignoter avec parcimonie du bon chocolat, contenant 70% de cacao, source importante de phényléthylamine (PEA), dopant qui provoquent la sécrétion de dopamine!

Manger du chocolat !!!

Mois ....   Année ....

Dimanche .... Semaine ....

AUJOURD'HUI SERA FANTASTIQUE!

MES 10 ACTIVITES PUR BONHEUR DU JOUR

☐ ....   ☐ ....

☐ ....   ☐ ....

☐ ....   ☐ ....

☐ ....   ☐ ....

☐ ....   ☐ ....

" La vie est un mystère qu'il faut vivre, et non un problème à résoudre. ~ Ghandi

MES RITUELS ANTI DEPRIME
10 ACTIONS BOOSTER DE BONHEUR

Une étude de l'Université McGill, publiée en 2011 dans Nature Neuroscience, montre ainsi combien la musique stimule la production de dopamine, qui entraîne une forte sensation de bien-être.

Et si aujourd'hui on commençait la journée par écouter nos musiques préférées avec plaisir dans un endroit douillet et avec un délicieux thé ou café...

Mois .... Année ....

Lundi .... Semaine ....

AUJOURD'HUI SERA FANTASTIQUE!

MES 10 ACTIVITES PUR BONHEUR DU JOUR

☐ .... ☐ ....

☐ .... ☐ ....

☐ .... ☐ ....

☐ .... ☐ ....

☐ .... ☐ ....

"L'obscurité ne peut pas chasser l'obscurité, seule la lumière le peut. La haine ne peut pas chasser la haine, seul l'amour le peut."

Martin Luther King

MES RITUELS ANTI DEPRIME
10 ACTIONS BOOSTER DE BONHEUR

La lumière du jour, via l'hypothalamus, augmente la sérotonine.
« Elle est d'autant plus stimulante qu'on la reçoit tôt le matin »,
signale le Pr Lejoyeux, auteur de
« Les quatre saisons de la bonne humeur » aux
éditions Poche.

Mois .... Année ....

Mardi .... Semaine ....

AUJOURD'HUI SERA FANTASTIQUE!

MES 10 ACTIVITES PUR BONHEUR DU JOUR

☐ .... ☐ ....

☐ .... ☐ ....

☐ .... ☐ ....

☐ .... ☐ ....

☐ .... ☐ ....

"Un objectif bien défini est à moitié atteint."

Abraham Lincoln.

MES RITUELS ANTI DEPRIME
10 ACTIONS BOOSTER DE BONHEUR

Dès les années 1980, le Dr Henri Rubinstein, neurologue français, expliquait qu'une minute de rire était comparable à 45 minutes de relaxation. En riant, l'organisme évacue la pression du quotidien et libère des endorphines, à l'effet antidépresseur et anxiolytique.

Mois .... Année ....

Mercredi .... Semaine ....

AUJOURD'HUI SERA FANTASTIQUE!

MES 10 ACTIVITES PUR BONHEUR DU JOUR

☐ ....   ☐ ....

☐ ....   ☐ ....

☐ ....   ☐ ....

☐ ....   ☐ ....

☐ ....   ☐ ....

"N'attendez pas d'être heureux pour sourire. Souriez plutôt afin d'être heureux." - Edward L. Kramer"

MES RITUELS ANTI DEPRIME
10 ACTIONS BOOSTER DE BONHEUR

Autres piliers du bonheur selon les neurosciences, adopter tout ce qui diminue votre stress, comme la méditation. « Pratiquée deux fois par semaine pendant deux mois, elle fait chuter le taux de cortisol (hormone du stress) dans le sang et stimule la production d'endorphine, de sérotonine et d'ocytocine, qui est l'hormone de la sécurité affective et de la sociabilité », explique la psychologue Jeanne Siaud-Facchin.

Mois ....   Année ....

Jeudi ....   Semaine ....

AUJOURD'HUI SERA FANTASTIQUE!

MES 10 ACTIVITES PUR BONHEUR DU JOUR

☐ ....   ☐ ....

☐ ....   ☐ ....

☐ ....   ☐ ....

☐ ....   ☐ ....

☐ ....   ☐ ....

"J'ai décidé d'être heureux parce que c'est bon pour la santé."
"Voltaire"

MES RITUELS ANTI DEPRIME
10 ACTIONS BOOSTER DE BONHEUR

Et les câlins ? « Vingt secondes suffisent pour obtenir sa dose d'ocytocine, l'hormone de la tendresse », souligne le Dr Frédéric Saldmann, qui suggère le câlin avant un repas pour son effet coupe-faim. On recommande ce régime sans douleur !
Quel bonheur !

Mois .... Année ....

Vendredi .... Semaine ....

AUJOURD'HUI SERA FANTASTIQUE!

MES 10 ACTIVITES PUR BONHEUR DU JOUR

☐ .... ☐ ....

☐ .... ☐ ....

☐ .... ☐ ....

☐ .... ☐ ....

☐ .... ☐ ....

" Je ne veux désormais que collectionner les moments de bonheur. ~ Stendhal "

MES RITUELS ANTI DEPRIME
10 ACTIONS BOOSTER DE BONHEUR

Des études menées par l'université de Stanford montrent que les balades dans la nature peuvent non seulement nous rendre plus heureux, mais aussi diminuer notre tendance à ruminer et à brasser des pensées négatives!

Nature green power !!!

Mois .... Année ....

Samedi .... Semaine ....

AUJOURD'HUI SERA FANTASTIQUE!

MES 10 ACTIVITES PUR BONHEUR DU JOUR

☐ .... ☐ ....

☐ .... ☐ ....

☐ .... ☐ ....

☐ .... ☐ ....

☐ .... ☐ ....

" La joie est pareille à un fleuve: rien n'arrête son cours.
~
Henry Miller "

MES RITUELS ANTI DEPRIME
10 ACTIONS BOOSTER DE BONHEUR

Quelques carrés de chocolat est associé à une augmentation de la dopamine selon une étude publiée en 2013 dans le journal Obesity.

Ne pas hésiter à grignoter avec parcimonie du bon chocolat, contenant 70% de cacao, source importante de phényléthylamine (PEA), dopant qui provoquent la sécrétion de dopamine!
Manger du chocolat !!!

Mois .... Année ....

Dimanche .... Semaine ....

AUJOURD'HUI SERA FANTASTIQUE!
MES 10 ACTIVITES PUR BONHEUR DU JOUR

- ☐ ....
- ☐ ....
- ☐ ....
- ☐ ....
- ☐ ....

- ☐ ....
- ☐ ....
- ☐ ....
- ☐ ....
- ☐ ....

"La vie est un mystère qu'il faut vivre, et non un problème à résoudre. ~ Ghandi

MES RITUELS ANTI DEPRIME
10 ACTIONS BOOSTER DE BONHEUR

Une étude de l'Université McGill, publiée en 2011 dans Nature Neuroscience, montre ainsi combien la musique stimule la production de dopamine, qui entraîne une forte sensation de bien-être.

Et si aujourd'hui on commençait la journée par écouter nos musiques préférées avec plaisir dans un endroit douillet et avec un délicieux thé ou café...

Mois .... Année ....

Lundi .... Semaine ....

AUJOURD'HUI SERA FANTASTIQUE!

MES 10 ACTIVITES PUR BONHEUR DU JOUR

- [ ] ....
- [ ] ....
- [ ] ....
- [ ] ....
- [ ] ....

- [ ] ....
- [ ] ....
- [ ] ....
- [ ] ....
- [ ] ....

"L'obscurité ne peut pas chasser l'obscurité, seule la lumière le peut. La haine ne peut pas chasser la haine, seul l'amour le peut."

Martin Luther King

MES RITUELS ANTI DEPRIME
10 ACTIONS BOOSTER DE BONHEUR

La lumière du jour, via l'hypothalamus, augmente la sérotonine.
« Elle est d'autant plus stimulante qu'on la reçoit tôt le matin »,
signale le Pr Lejoyeux, auteur de
« Les quatre saisons de la bonne humeur » aux
éditions Poche.

Mois .... Année ....

Mardi .... Semaine ....

AUJOURD'HUI SERA FANTASTIQUE!

MES 10 ACTIVITES PUR BONHEUR DU JOUR

☐ .... ☐ ....

☐ .... ☐ ....

☐ .... ☐ ....

☐ .... ☐ ....

☐ .... ☐ ....

"Un objectif bien défini est à moitié atteint."

Abraham Lincoln.

MES RITUELS ANTI DEPRIME
10 ACTIONS BOOSTER DE BONHEUR

Dès les années 1980, le Dr Henri Rubinstein, neurologue français, expliquait qu'une minute de rire était comparable à 45 minutes de relaxation. En riant, l'organisme évacue la pression du quotidien et libère des endorphines, à l'effet antidépresseur et anxiolytique.

Mois .... Année ....

Mercredi .... Semaine ....

AUJOURD'HUI SERA FANTASTIQUE!

MES 10 ACTIVITES PUR BONHEUR DU JOUR

☐	....	☐	....
☐	....	☐	....
☐	....	☐	....
☐	....	☐	....
☐	....	☐	....

"N'attendez pas d'être heureux pour sourire. Souriez plutôt afin d'être heureux." - Edward L. Kramer"

MES RITUELS ANTI DEPRIME
10 ACTIONS BOOSTER DE BONHEUR

Autres piliers du bonheur selon les neurosciences, adopter tout ce qui diminue votre stress, comme la méditation. « Pratiquée deux fois par semaine pendant deux mois, elle fait chuter le taux de cortisol (hormone du stress) dans le sang et stimule la production d'endorphine, de sérotonine et d'ocytocine, qui est l'hormone de la sécurité affective et de la sociabilité », explique la psychologue Jeanne Siaud-Facchin.

Mois .... Année ....

Jeudi .... Semaine ....

AUJOURD'HUI SERA FANTASTIQUE!

MES 10 ACTIVITES PUR BONHEUR DU JOUR

☐ ....   ☐ ....

☐ ....   ☐ ....

☐ ....   ☐ ....

☐ ....   ☐ ....

☐ ....   ☐ ....

"J'ai décidé d'être heureux parce que c'est bon pour la santé."
"Voltaire"

MES RITUELS ANTI DEPRIME
10 ACTIONS BOOSTER DE BONHEUR

Et les câlins ? « Vingt secondes suffisent pour obtenir sa dose d'ocytocine, l'hormone de la tendresse », souligne le Dr Frédéric Saldmann, qui suggère le câlin avant un repas pour son effet coupe-faim. On recommande ce régime sans douleur !
Quel bonheur !

Mois .... Année ....

Vendredi .... Semaine ....

AUJOURD'HUI SERA FANTASTIQUE!

MES 10 ACTIVITES PUR BONHEUR DU JOUR

☐ .... ☐ ....

☐ .... ☐ ....

☐ .... ☐ ....

☐ .... ☐ ....

☐ .... ☐ ....

"Je ne veux désormais que collectionner les moments de bonheur. ~ Stendhal"

MES RITUELS ANTI DEPRIME
10 ACTIONS BOOSTER DE BONHEUR

Des études menées par l'université de Stanford montrent que les balades dans la nature peuvent non seulement nous rendre plus heureux, mais aussi diminuer notre tendance à ruminer et à brasser des pensées négatives!
Nature green power !!!

Mois .... Année ....

Samedi .... Semaine ....

AUJOURD'HUI SERA FANTASTIQUE!

MES 10 ACTIVITES PUR BONHEUR DU JOUR

☐ .... ☐ ....

☐ .... ☐ ....

☐ .... ☐ ....

☐ .... ☐ ....

☐ .... ☐ ....

" La joie est pareille à un fleuve: rien n'arrête son cours.
~
Henry Miller "

Quelques carrés de chocolat est associé à une augmentation de la dopamine selon une étude publiée en 2013 dans le journal Obesity.

Ne pas hésiter à grignoter avec parcimonie du bon chocolat, contenant 70% de cacao, source importante de phényléthylamine (PEA), dopant qui provoquent la sécrétion de dopamine!
Manger du chocolat !!!

Mois ....   Année ....

Dimanche ....   Semaine ....

AUJOURD'HUI SERA FANTASTIQUE!
MES 10 ACTIVITES PUR BONHEUR DU JOUR

☐ .... ☐ ....
☐ .... ☐ ....
☐ .... ☐ ....
☐ .... ☐ ....
☐ .... ☐ ....

"*La vie est un mystère qu'il faut vivre, et non un problème à résoudre. ~ Ghandi*"

MES RITUELS ANTI DEPRIME
10 ACTIONS BOOSTER DE BONHEUR

Une étude de l'Université McGill, publiée en 2011 dans Nature Neuroscience, montre ainsi combien la musique stimule la production de dopamine, qui entraîne une forte sensation de bien-être.

Et si aujourd'hui on commençait la journée par écouter nos musiques préférées avec plaisir dans un endroit douillet et avec un délicieux thé ou café...

Mois ....   Année ....

Lundi ....   Semaine ....

AUJOURD'HUI SERA FANTASTIQUE!

MES 10 ACTIVITES PUR BONHEUR DU JOUR

☐ ....   ☐ ....

☐ ....   ☐ ....

☐ ....   ☐ ....

☐ ....   ☐ ....

☐ ....   ☐ ....

" L'obscurité ne peut pas chasser l'obscurité, seule la lumière le peut. La haine ne peut pas chasser la haine, seul l'amour le peut."

Martin Luther King

MES RITUELS ANTI DEPRIME
10 ACTIONS BOOSTER DE BONHEUR

La lumière du jour, via l'hypothalamus, augmente la sérotonine.
« Elle est d'autant plus stimulante qu'on la reçoit tôt le matin »,
signale le Pr Lejoyeux, auteur de
« Les quatre saisons de la bonne humeur » aux
éditions Poche.

Mois .... Année ....

Mardi .... Semaine ....

AUJOURD'HUI SERA FANTASTIQUE!

MES 10 ACTIVITES PUR BONHEUR DU JOUR

☐ .... ☐ ....

☐ .... ☐ ....

☐ .... ☐ ....

☐ .... ☐ ....

☐ .... ☐ ....

"Un objectif bien défini est à moitié atteint."

Abraham Lincoln.

MES RITUELS ANTI DEPRIME
10 ACTIONS BOOSTER DE BONHEUR

Dès les années 1980, le Dr Henri Rubinstein, neurologue français, expliquait qu'une minute de rire était comparable à 45 minutes de relaxation. En riant, l'organisme évacue la pression du quotidien et libère des endorphines, à l'effet antidépresseur et anxiolytique.

Mois .... Année ....

Mercredi .... Semaine ....

AUJOURD'HUI SERA FANTASTIQUE!

MES 10 ACTIVITES PUR BONHEUR DU JOUR

☐ ....   ☐ ....

☐ ....   ☐ ....

☐ ....   ☐ ....

☐ ....   ☐ ....

☐ ....   ☐ ....

"N'attendez pas d'être heureux pour sourire. Souriez plutôt afin d'être heureux." - Edward L. Kramer"

MES RITUELS ANTI DEPRIME
10 ACTIONS BOOSTER DE BONHEUR

Autres piliers du bonheur selon les neurosciences, adopter tout ce qui diminue votre stress, comme la méditation. « Pratiquée deux fois par semaine pendant deux mois, elle fait chuter le taux de cortisol (hormone du stress) dans le sang et stimule la production d'endorphine, de sérotonine et d'ocytocine, qui est l'hormone de la sécurité affective et de la sociabilité », explique la psychologue Jeanne Siaud-Facchin.

Mois .... Année ....

Jeudi .... Semaine ....

AUJOURD'HUI SERA FANTASTIQUE!

MES 10 ACTIVITES PUR BONHEUR DU JOUR

☐ .... ☐ ....

☐ .... ☐ ....

☐ .... ☐ ....

☐ .... ☐ ....

☐ .... ☐ ....

"J'ai décidé d'être heureux parce que c'est bon pour la santé."
"Voltaire"

MES RITUELS ANTI DEPRIME
10 ACTIONS BOOSTER DE BONHEUR

Et les câlins ? « Vingt secondes suffisent pour obtenir sa dose d'ocytocine, l'hormone de la tendresse », souligne le Dr Frédéric Saldmann, qui suggère le câlin avant un repas pour son effet coupe-faim. On recommande ce régime sans douleur !
Quel bonheur !

Mois ....   Année ....

Vendredi .... Semaine ....

AUJOURD'HUI SERA FANTASTIQUE!

MES 10 ACTIVITES PUR BONHEUR DU JOUR

☐ ....   ☐ ....

☐ ....   ☐ ....

☐ ....   ☐ ....

☐ ....   ☐ ....

☐ ....   ☐ ....

"Je ne veux désormais que collectionner les moments de bonheur. ~ Stendhal"

MES RITUELS ANTI DEPRIME
10 ACTIONS BOOSTER DE BONHEUR

Des études menées par l'université de Stanford montrent que les balades dans la nature peuvent non seulement nous rendre plus heureux, mais aussi diminuer notre tendance à ruminer et à brasser des pensées négatives!
Nature green power !!!

Mois ....   Année ....

Samedi ....   Semaine ....

AUJOURD'HUI SERA FANTASTIQUE!

MES 10 ACTIVITES PUR BONHEUR DU JOUR

☐ ....   ☐ ....

☐ ....   ☐ ....

☐ ....   ☐ ....

☐ ....   ☐ ....

☐ ....   ☐ ....

" La joie est pareille à un fleuve: rien n'arrête son cours.
~
Henry Miller "

MES RITUELS ANTI DEPRIME
10 ACTIONS BOOSTER DE BONHEUR

Quelques carrés de chocolat est associé à une augmentation de la dopamine selon une étude publiée en 2013 dans le journal Obesity.

Ne pas hésiter à grignoter avec parcimonie du bon chocolat, contenant 70% de cacao, source importante de phényléthylamine (PEA), dopant qui provoquent la sécrétion de dopamine!

Manger du chocolat !!!

Mois ....   Année ....

Dimanche .... Semaine ....

AUJOURD'HUI SERA FANTASTIQUE!

MES 10 ACTIVITES PUR BONHEUR DU JOUR

☐ ....   ☐ ....

☐ ....   ☐ ....

☐ ....   ☐ ....

☐ ....   ☐ ....

☐ ....   ☐ ....

"La vie est un mystère qu'il faut vivre, et non un problème à résoudre. ~ Ghandi

MES RITUELS ANTI DEPRIME
10 ACTIONS BOOSTER DE BONHEUR

Une étude de l'Université McGill, publiée en 2011 dans Nature Neuroscience, montre ainsi combien la musique stimule la production de dopamine, qui entraîne une forte sensation de bien-être.

Et si aujourd'hui on commençait la journée par écouter nos musiques préférées avec plaisir dans un endroit douillet et avec un délicieux thé ou café...

Mois .... Année ....

Lundi .... Semaine ....

AUJOURD'HUI SERA FANTASTIQUE!

MES 10 ACTIVITES PUR BONHEUR DU JOUR

☐ .... ☐ ....

☐ .... ☐ ....

☐ .... ☐ ....

☐ .... ☐ ....

☐ .... ☐ ....

"L'obscurité ne peut pas chasser l'obscurité, seule la lumière le peut. La haine ne peut pas chasser la haine, seul l'amour le peut."

Martin Luther King

MES RITUELS ANTI DEPRIME
10 ACTIONS BOOSTER DE BONHEUR

La lumière du jour, via l'hypothalamus, augmente la sérotonine.
« Elle est d'autant plus stimulante qu'on la reçoit tôt le matin »,
signale le Pr Lejoyeux, auteur de
« Les quatre saisons de la bonne humeur » aux
éditions Poche.

Mois .... Année ....

Mardi .... Semaine ....

AUJOURD'HUI SERA FANTASTIQUE!

MES 10 ACTIVITES PUR BONHEUR DU JOUR

☐ ....   ☐ ....

☐ ....   ☐ ....

☐ ....   ☐ ....

☐ ....   ☐ ....

☐ ....   ☐ ....

"Un objectif bien défini est à moitié atteint."

Abraham Lincoln.

MES RITUELS ANTI DEPRIME
10 ACTIONS BOOSTER DE BONHEUR

Dès les années 1980, le Dr Henri Rubinstein, neurologue français, expliquait qu'une minute de rire était comparable à 45 minutes de relaxation. En riant, l'organisme évacue la pression du quotidien et libère des endorphines, à l'effet antidépresseur et anxiolytique.

Mois .... Année ....

Mercredi .... Semaine ....

AUJOURD'HUI SERA FANTASTIQUE!

MES 10 ACTIVITES PUR BONHEUR DU JOUR

☐ .... ☐ ....

☐ .... ☐ ....

☐ .... ☐ ....

☐ .... ☐ ....

☐ .... ☐ ....

"N'attendez pas d'être heureux pour sourire. Souriez plutôt afin d'être heureux." - Edward L. Kramer"

MES RITUELS ANTI DEPRIME
10 ACTIONS BOOSTER DE BONHEUR

Autres piliers du bonheur selon les neurosciences, adopter tout ce qui diminue votre stress, comme la méditation. « Pratiquée deux fois par semaine pendant deux mois, elle fait chuter le taux de cortisol (hormone du stress) dans le sang et stimule la production d'endorphine, de sérotonine et d'ocytocine, qui est l'hormone de la sécurité affective et de la sociabilité », explique la psychologue Jeanne Siaud-Facchin.

Mois ....   Année ....

Jeudi ....   Semaine ....

AUJOURD'HUI SERA FANTASTIQUE!

MES 10 ACTIVITES PUR BONHEUR DU JOUR

☐ ....   ☐ ....

☐ ....   ☐ ....

☐ ....   ☐ ....

☐ ....   ☐ ....

☐ ....   ☐ ....

" J'ai décidé d'être heureux parce que c'est bon pour la santé."
"Voltaire"

MES RITUELS ANTI DEPRIME
10 ACTIONS BOOSTER DE BONHEUR

Et les câlins ? « Vingt secondes suffisent pour obtenir sa dose d'ocytocine, l'hormone de la tendresse », souligne le Dr Frédéric Saldmann, qui suggère le câlin avant un repas pour son effet coupe-faim. On recommande ce régime sans douleur !
Quel bonheur !

Mois .... Année ....

Vendredi .... Semaine ....

AUJOURD'HUI SERA FANTASTIQUE!

MES 10 ACTIVITES PUR BONHEUR DU JOUR

☐ .... ☐ ....

☐ .... ☐ ....

☐ .... ☐ ....

☐ .... ☐ ....

☐ .... ☐ ....

"Je ne veux désormais que collectionner les moments de bonheur. ~ Stendhal"

MES RITUELS ANTI DEPRIME
10 ACTIONS BOOSTER DE BONHEUR

Des études menées par l'université de Stanford montrent que les balades dans la nature peuvent non seulement nous rendre plus heureux, mais aussi diminuer notre tendance à ruminer et à brasser des pensées négatives!
Nature green power !!!

Mois ....   Année ....

Samedi ....   Semaine ....

AUJOURD'HUI SERA FANTASTIQUE!

MES 10 ACTIVITES PUR BONHEUR DU JOUR

☐ ....   ☐ ....

☐ ....   ☐ ....

☐ ....   ☐ ....

☐ ....   ☐ ....

☐ ....   ☐ ....

"La joie est pareille à un fleuve: rien n'arrête son cours.
~
Henry Miller"

MES RITUELS ANTI DEPRIME
10 ACTIONS BOOSTER DE BONHEUR

Quelques carrés de chocolat est associé à une augmentation de la dopamine selon une étude publiée en 2013 dans le journal Obesity.

Ne pas hésiter à grignoter avec parcimonie du bon chocolat, contenant 70% de cacao, source importante de phényléthylamine (PEA), dopant qui provoquent la sécrétion de dopamine!

Manger du chocolat !!!

Mois ....   Année ....

Dimanche ....   Semaine ....

AUJOURD'HUI SERA FANTASTIQUE!

MES 10 ACTIVITES PUR BONHEUR DU JOUR

☐ ....   ☐ ....

☐ ....   ☐ ....

☐ ....   ☐ ....

☐ ....   ☐ ....

☐ ....   ☐ ....

" La vie est un mystère qu'il faut vivre, et non un problème à résoudre. ~ Ghandi